AF330848

PUBLICATIONS DU *PROGRÈS MÉDICAL*

PARALLÈLE ENTRE LES AFFECTIONS

DES

ORGANES GÉNITAUX INTERNES

DE

L'HOMME ET DE LA FEMME

PAR

M. TERRILLON

PARIS

AUX BUREAUX DU
PROGRÈS MÉDICAL
14, rue des Carmes, 14.

E. LECROSNIER & BABÉ
ÉDITEURS
Place de l'École de Médecine.

1888

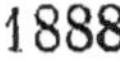

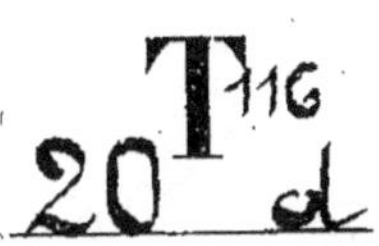

PUBLICATIONS DU *PROGRÈS MÉDICAL*

PARALLÈLE ENTRE LES AFFECTIONS

DES

ORGANES GÉNITAUX INTERNES

DE

L'HOMME ET DE LA FEMME

PAR

M. TERRILLON

PARIS

AUX BUREAUX DU
PROGRÈS MÉDICAL
14, rue des Carmes, 14.

E. LECROSNIER & BABÉ
ÉDITEURS
Place de l'École de Médecine.

1888

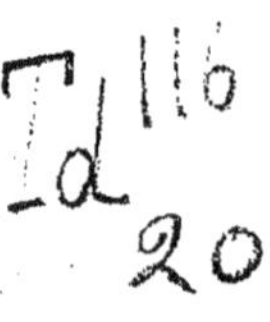

PARALLÈLE ENTRE LES AFFECTIONS

DES

ORGANES GÉNITAUX INTERNES

DE

L'HOMME ET DE LA FEMME

Messieurs,

Vous êtes habitués à étudier séparément les affections des organes génitaux internes de l'homme et de la femme ; cette séparation, très nettement établie dans vos ouvrages classiques, est indispensable pour l'étude de chaque affection en particulier, mais elle ne doit pas être absolue. C'est qu'en effet, il existe entre les organes génitaux internes de l'homme et de la femme des analogies si frappantes, de si nombreux points de contact, qu'il y a lieu de se demander si leur pathologie n'est pas la même et si le développement de leurs maladies n'est pas régi par les mêmes lois générales.

Telle est l'idée que je tiens à développer dans cette leçon, en établissant devant vous un parallèle entre les affections des organes génitaux internes dans les deux sexes : c'est là une question intéressante et originale qui, je crois, n'a pas encore été traitée.

C'est, du reste, une idée que j'ai eue depuis le commencement de mes études chirurgicales, puisque mes principales recherches ont porté au début de ma carrière, sur les maladies du testicule; aussi ne serez-vous pas étonnés de voir paraître, dans quelques mois, un travail complet sur les maladies du testicule, travail que j'ai fait en collaboration avec mon collègue et ami Ch. Monod, *Traité des maladies du testicule et de ses annexes.*

En préparant cet ouvrage et en recueillant les matériaux nécessaires, j'ai, malgré ces recherches et depuis mon entrée à la Salpêtrière, étudié plus spécialement les affections chirurgicales de l'appareil sexuel de la femme et les maladies de l'abdomen. Ces lésions se prêtent, en effet, davantage que celles de l'homme, aux applications nouvelles de la chirurgie moderne et présentent également un champ plus vaste et souvent inexploré.

Enfin, j'ai pensé que la comparaison établie entre les deux appareils pouvait éclairer bien des points de leur pathologie.

Permettez-moi, avant d'aborder l'étude du parallèle pathologique, de vous rappeler rapidement les analogies qui existent entre les organes génitaux internes de l'homme et de la femme au point de vue anatomique et physiologique. Ce chapitre préliminaire vous permettra de mieux comprendre les rapports que je cherche à établir au point de vue de la pathologie. D'un autre côté, en vous parlant des analogies anatomiques, je vous signalerai certains caractères spéciaux qui entraînent par cela même des différences entre les accidents consécutifs aux maladies de ces organes.

1º *Développement. Migration. Physiologie.* — Je

m'occuperai tout d'abord des analogies relatives au développement des organes génitaux internes, sujet fort bien exposé par M. le Pr Duval dans l'article *Ovaire* (du Dictionnaire de Médecine et de Chirurgie pratiques) auquel j'emprunte en grande partie les quelques lignes qui vont suivre.

Vous savez que, à une époque de la vie intra-utérine, époque qu'il est encore difficile de préciser, la glande séminale est, aussi bien chez le futur mâle que chez la future femelle, représentée par une saillie de la face interne du corps de Wolff. Les deux sexes présentent, en outre, en dehors du corps de Wolff, deux canaux distincts : le canal de Wolff et le canal de Müller.

A cette époque la glande sexuelle est donc indifférente ; si elle doit évoluer selon le *type testicule*, on voit partir de la saillie située sur la face interne du corps de Wolff des tubes qui ne sont autres que les futurs tubes séminifères ; ceux-ci se mettent en communication avec les canaux de la partie sexuelle du corps de Wolff, partie qui représente dès lors l'épididyme ; la partie urinaire, au contraire, s'atrophie et ne laisse comme traces que le Corps innominé de Giraldès (paradidyme de Waldeyer). Le Vas aberrans n'est, lui aussi, qu'un débris analogue ; enfin, le canal qui fait suite au corps de Wolff devient le canal déférent.

Quant au canal de Müller, il s'atrophie chez l'homme et n'est plus représenté que par ses deux extrémités, dont la supérieure forme l'Hydatide de Morgagni, pouvant être considérée comme l'homologue du pavillon de la trompe, et l'inférieure constitue, en se réunissant à celle du côté opposé, l'utricule prostatique qui s'ouvre au sommet du verumontanum.

Si, au contraire, la glande sexuelle primitive doit évoluer selon le *type ovaire*, on constate, au niveau de la partie interne du corps de Wolff, la formation des végétations en cul-de-sac qui vont former les oviductes et par suite les ovaires. Les canaux de Müller atteignent ici leur complet développement; leur partie supérieure constitue la trompe de Fallope en restant isolée de chaque côté, tandis que leur partie inférieure se soude avec la partie correspondante du côté opposé pour former l'utérus.

Chez la femme, le corps de Wolff s'atrophie donc complètement et non partiellement comme chez l'homme ; on n'en trouve chez l'adulte que quelques débris renfermés dans l'épaisseur du ligament large. Sa portion sexuelle n'est plus représentée que par une série de tubes atrophiés formant le *corps de Rosenmüller* ; ce corps est donc l'homologue de l'épididyme (Tourneux). Quant à sa portion urinaire, elle s'atrophie aussi en laissant comme reliquat un corps analogue au corps de Rosenmüller, c'est le *Parovaire de His*, homologue du corps innominé de Giraldès.

Ainsi donc, il existe une analogie complète entre les glandes séminales au point de vue du développement, puisque dans les deux sexes ils se développent aux dépens du même organe, et que pendant un certain temps il n'y a, pour ainsi dire, qu'un seul corps pouvant devenir indifféremment un testicule ou un ovaire. Mais vous voyez, en outre, que certaines parties de l'organe primordial concourent à la fois à la formation des parties sexuelles mâles et femelles, par exemple le canal de Müller qui constitue la trompe et l'utérus chez la femme, et forme chez l'homme, après son atrophie presque totale, l'utricule prostatique et l'hydatide de Mogargni.

Rappelez-vous enfin que du corps de Wolff restent des reliquats qui sont chez l'homme le Vas aberrans de Haller et le corps innominé de Giraldès; chez la femme, le corps de Rosenmüller et le parovaire. Ces organes ayant la même origine, leur analogie permet de comprendre comment certaines affections observées dans l'un et l'autre sexe peuvent avoir un point de départ identique et une origine congénitale.

Mais ce n'est pas tout; une fois formés, le testicule et l'ovaire subissent une migration qui les transporte de la région lombaire, soit dans les bourses, soit dans l'excavation du bassin. Par le fait de cette situation nouvelle, il existe entre les deux organes une différence de la plus haute importance et sur laquelle je dois attirer toute votre attention. En effet, une fois descendu dans les bourses, le testicule se trouve enveloppé par la vaginale; celle-ci, vous le savez est, après la naissance, complètement séparée du péritoine, tandis que l'ovaire et la trompe, restés dans l'excavation du bassin, se trouvent dans l'épaisseur du péritoine lui-même qui les entoure de toute part. Ne soyez donc pas étonnés si les maladies de l'ovaire et de la trompe retentissent d'une façon fâcheuse sur la grande séreuse péritonéale et provoquent quelquefois des désordres graves et étendus, tandis que les maladies du testicule et de l'épididyme qui retentissent également sur la séreuse qui les entoure, ne déterminent pas d'accidents sérieux, étant donnée la moindre importance de la cavité vaginale.

Je ne vous dirai qu'un mot du parallèle physiologique entre les organes génitaux internes :, chez la femme comme chez l'homme, ils se composent d'un organe sécréteur, d'un conduit excréteur et d'une cavité de réception. Les organes secréteurs, testicule et ovaire, produisent chacun de leur côté un des deux éléments nécessaires à la fécondation : chez la femme, l'ovaire occupe, au point de vue physiologique, le même rang que le testicule chez l'homme, d'où le nom de *testes muliebris* que lui avaient donné les anciens.

Il serait superflu d'insister sur l'analogie physiologique qui existe entre les trompes et les canaux déférents, tous deux destinés à transporter l'élément essentiel de la fécondation depuis l'organe producteur jusque dans la cavité de réception.

Celle-ci formée chez la femme par la cavité utérine, est représentée chez l'homme par les vésicules sémina-

les, mais au point de vue du développement par l'utricule prostatique.

Après avoir indiqué rapidement ces notions générales,
voyons ce qui se passe lorsque des désordres variés sur-
viennent au niveau de ces différents organes.

En pathologie, pour la facilité de la description, on a
l'habitude d'étudier les maladies par groupes distincts;
étudions donc séparément chacun de ces groupes en
établissant au fur et à mesure le parallèle entre les affections des organes génitaux de l'homme et de la femme.

Ces maladies peuvent être divisées en cinq chapitres
différents : 1° Les inflammations de cause locale ; 2° les
inflammations de cause générale ; 3° les tumeurs ;
4° les névralgies ; 5° les atrophies.

1° *Inflammations de cause locale.*— Les premières
sont de beaucoup les plus importantes et celles sur les-
quelles j'insisterai particulièrement. Elles reconnaissent
deux causes : le traumatisme et l'infection ; aussi pou-
vons-nous admettre deux variétés : *les inflammations
traumatiques et les inflammations infectieuses.*

Les inflammations des organes génitaux internes, de
cause traumatique, sont loin d'avoir la même fréquence
dans les deux sexes. Si l'orchite traumatique est rare,
grâce à la disposition même du testicule, qui lui permet
de fuir facilement devant le corps vulnérant, on peut
dire que l'ovarite traumatique est exceptionnelle ou
plutôt qu'elle n'existe pas, sauf peut-être dans le cas de
hernie. L'étude anatomique que nous avons faite précé-
demment nous rend compte de ce phénomène, puisque
l'ovaire est profondément caché dans l'excavation pel-
vienne et par suite à l'abri des chocs et des blessures.

D'ailleurs, le testicule et l'ovaire s'enflamment dif-
ficilement sous l'influence du traumatisme, ainsi que
j'ai pu m'en assurer par des expériences que j'ai pratiquées sur des animaux, en collaboration avec mon collègue et ami Ch. Monod.

Les inflammations de cause infectieuse et locale sont autrement intéressantes. On admet aujourd'hui, contrairement aux opinions anciennes qui invoquaient la métastase et la sympathie, que l'inflammation des organes génitaux est presque toujours le résultat d'une infection. Celle-ci est due à une inoculation d'un microbe qui, après avoir pris naissance dans les parties les plus voisines de l'extérieur, se propage de proche en proche en suivant les canaux vecteurs du sperme ou des ovules, jusqu'à l'organe sexuel principal.

Ceci demande quelques explications. Prenons pour type l'inoculation la plus fréquente, celle de la blennorrhagie. Que se passe-t-il chez l'homme atteint de blennorrhagie et chez lequel survient une épididymite de même nature? La marche de l'affection est toujours la même; l'inflammation, partie de l'urèthre antérieur, gagne la région prostatique où se trouvent les orifices des conduits éjaculateurs et ce n'est que lorsque l'inflammation est arrivée à cet endroit qu'elle atteint la partie initiale du conduit excréteur ou épididyme, glande séminale, en se propageant jusqu'à celle-ci, par l'intermédiaire du canal déférent. Aussi, avant l'apparition de l'épididymite, existe-t-il déjà de la vésiculite et surtout de la déférentite.

Chez la femme, la marche de l'inflammation est la même; c'est d'abord une vaginite, puis une métrite muqueuse, bientôt suivie de salpingite par propagation, par continuité des muqueuses de l'inflammation de la trompe, et celle-ci occasionnera plus tard des désordres du côté de l'ovaire. Il y a donc une identité des plus remarquables, au point de vue de la marche de l'inflammation blennorrhagique dans les deux sexes, celle-ci débutant toujours par les parties superficielles et n'atteignant les organes profonds qu'après un certain temps.

Un fait curieux et capital dans l'histoire des inflammations des organes génitaux internes, c'est leur localisation;

chez l'homme, l'infection blennorrhagique se cantonne le plus souvent dans l'épididyme et il est rare d'y trouver l'orchi-épididymite ; il en est de même chez la femme où nous voyons l'inflammation de la muqueuse utérine se propager d'abord à la trompe pour produire la salpingite simple, sans que l'ovaire soit malade ; ce n'est que secondairement que cet organe est altéré. Le plus souvent il est intact et ne subit que des troubles dus à la gêne de l'évolution normale des vésicules de Graff (Cornil).

Ce n'est pas tout : l'inflammation épididymaire ou salpingitique retentit sur la séreuse voisine directement en rapport avec l'organe malade : la vaginale chez l'homme : le péritoine pelvien chez la femme ; d'où apparition de désordres nouveaux sur lesquels je dois maintenant m'arrêter.

L'existence de la vaginalite accompagnant l'inflammation de la glande séminale est un fait classique ; vous savez que tout individu atteint d'épididymite présente un degré plus ou moins accentué d'inflammation ou d'hydrocèle. Dans un travail fait en commun avec M. Schwartz, nous avons montré que les lésions inflammatoires de l'épididyme chez le chien se propagent toujours à la vaginale.

Lorsque la trompe est malade, le péritoine se prend aussi consécutivement ; l'on assiste alors à l'éclosion d'une pelvi-péritonite avec production de fausses membranes, pelvi-péritonite qui, le plus souvent localisée, peut quelquefois prendre une grande extension et revêtir cliniquement l'aspect de la péritonite généralisée.

Chez l'homme, vous ai-je dit, la vaginalite est une affection toute locale à réactions peu marquées, ce qui s'explique par l'isolement et l'indépendance de cette séreuse. Mais, rappelez-vous que, s'il y a persistance du canal vagino-péritonéal ou si l'inflammation attaque le testicule ectopié, — et vous savez que dans ce cas la vaginale communique avec le péritoine, l'inflammation testiculaire peut envahir le péritoine,—l'on voit alors éclater des accidents semblables à ceux de la pelvi-péritonite consécutive à la salpingite. Heureusement que cette persistance de la communication péritonéale est rare.

Il existe encore entre les affections des organes génitaux internes de l'homme et de la femme d'autres analogies plus curieuses : vous savez que Gosselin a beaucoup insisté sur l'oblitération des voies spermatiques consécutives à l'épididymite, complication se traduisant par l'absence de spermatozoïdes dans le liquide séminal et entraînant la stérilité, si la lésion est bilatérale. Ce phénomène d'oblitération du conduit excréteur s'observe également chez la femme à la suite de la salpingite ; les franges du pavillon contractant des adhérences oblitèrent l'orifice abdominal de la trompe, empêchant ainsi le passage des ovules dans l'oviducte. Il existe entre les organes des deux sexes une différence bien nette : tandis que l'épididymite est le plus souvent unilatérale, dans le rapport du 18 sur 30, la salpingite, au contraire, est presque toujours double, de sorte que la stérilité est plus à redouter chez la femme que chez l'homme. Je suis persuadé que chez elle, en effet, la salpingite est la cause la plus fréquente de stérilité, peut-être la seule vraie cause.

Parmi les accidents tardifs de l'inflammation, je vous signalerai encore l'hématocèle de la tunique vaginale et l'hématocèle péri-utérine, dont l'origine est la même, car elle est due à la rupture des fausses membranes provenant de la vaginalite ou de la pelvi-péritonite antérieures.

Enfin, lorsque l'inflammation est passée à l'état chronique, on observe des phénomènes analogues du côté de l'épididyme et de la trompe. Celle-ci se dilate, s'épaissit, devient irrégulière et flexueuse, sa cavité se remplit de muco-pus, formant ainsi dans son intérieur un abcès fermé ou au contraire dont le contenu peut se vider de temps en temps dans un organe voisin, si l'orifice interne de la trompe n'est pas complétement oblitéré.

Du côté de l'épididyme on observe aussi à une période reculée des parties dilatées et remplies de liquide (Shepelhern).

Je n'ai plus qu'à mettre en parallèle la marche de ces affections dans l'un et l'autre sexe. Au bout d'un certain temps, après la disparition des phénomènes douloureux et inflammatoires, l'homme qui a été atteint d'épididymite semble complétement guéri ; mais il n'en est rien. Examinez son sperme et vous y trouverez après quelques mois, après un an même, ainsi que je l'ai démontré dans un mémoire publié dans les *Annales de dermatologie et de syphiligraphie*, du pus venant du canal déférent.

Le même phénomène s'observe chez la femme atteinte de salpingite ; pendant fort longtemps persiste un écoulement purulent venant de la trompe qui sécrète du muco-pus.

Je termine en vous rappelant que la complication sur laquelle j'insiste particulièrement c'est la lésion du péritoine et des organes du bassin ; cette inflammation secondaire rend l'affection aiguë de la trompe particulièrement plus grave que celle de l'épididyme.

A côté de l'inflammation blennorrhagique, variété la plus intéressante, sur laquelle je me suis longuement expliqué, il existe d'autres causes locales d'inflammation des organes génitaux internes de l'homme et de la femme. Chez le premier, je dois vous signaler tout d'abord le cathétérisme, le passage de calculs dans l'urèthre ; en un mot toutes les causes capables d'enflammer directement la muqueuse uréthrale au niveau de sa jonction avec celle qui tapisse le canal déférent. Ces inflammations sont pour la plupart d'origine microbienne.

Chez la femme ce sont aussi toutes les causes qui enflamment la muqueuse utérine, les explorations pratiquées avec un instrument malpropre ou irritant.

Il y a quelques années à peine, il n'était pas rare de voir la plus simple exploration intra-utérine être suivie d'accidents que l'on désignait simplement sous le nom de pelvi-péritonite, et qui n'étaient que la conséquence de l'inflammation tubaire, c'est-à-dire de la salpingite, provoquée par une lésion de la muqueuse utérine.

Chez la femme nous trouvons une cause spéciale et des plus fréquentes d'inflammation tubo-ovarienne, je veux parler des accouchements et surtout des fausses couches alors que des caillots et des débris du placenta retenus dans la cavité utérine subissent des altérations. On se trouve ici en présence d'une infection microbienne locale, laquelle de l'utérus se propage à la trompe.

Vous voyez donc que ce qui domine aujourd'hui dans l'histoire des inflammations des organes génitaux internes de cause locale, qu'il s'agisse de l'homme ou de la femme, c'est que ces inflammations sont toujours secondaires à l'inflammation des parties superficielles ou voisines de l'extérieur, et que celle-ci se propage aux parties profondes (épididyme et testicule, trompe et ovaire), grâce à la continuité des muqueuses qui tapissent les différentes portions de ces organes.

2° *Inflammations de cause générale.* — Ici encore nous trouverons des analogies entre les organes génitaux internes des deux sexes ; je dois cependant vous dire que cette classe d'inflammation est bien moins définie que la précédente.

Vous connaissez les diverses variétés d'orchite de cause générale : les orchites ourliennes, les orchites des fièvres éruptives, l'orchite tuberculeuse et syphilitique ; on a même décrit une orchite paludéenne. Y a-t-il, chez la femme, des ovarites reconnaissant les mêmes causes ? Si elles existent présentent-elles des caractères qui permettent de les rapprocher des orchites de même nature ? Tels sont les points que je vais développer dans ce chapitre.

L'inflammation de la glande séminale de l'homme au cours des oreillons est chose bien connue; mais ce qu'il faut que vous sachiez, c'est que l'inflammation dans ces cas porte sur la glande elle-même et ne se localise pas dans l'épididyme. L'orchite ourlienne est une véritable orchite ou quelquefois une orchi-épididymite, et non une épididymite pure et simple comme celle de la blennorrhagie.

Cette différence de siège se comprend aisément si l'on se rappelle que dans la blennorrhagie l'inflammation gagnant de proche en proche, envahit d'abord l'épididyme, tandis qu'il n'y a pas de raison pour que *les oreillons*, maladie générale, attaquent en premier lieu cet organe. Du reste, l'atrophie testiculaire qui est souvent consécutive à l'orchite ourlienne prouve bien que cette maladie atteint surtout la glande elle-même et non son canal excréteur.

L'ovarite ourlienne est, il est vrai, moins fréquente que l'orchite, mais elle existe, ou du moins il se produit au cours des oreillons une fluxion ovarienne comparable à la fluxion parotidienne et qui doit être rapprochée de l'orchite; Bouteillier et Meynet en ont rapporté des observations.

Le caractère de ces ovarites, c'est d'être fugaces et moins sérieuses que l'orchite ourlienne. Mais nous n'avons pas de données précises sur ces lésions qui échappent le plus souvent à l'examen à cause de leur siège, et dont les autopsies sont exceptionnelles.

Les orchites des fièvres graves (variole, scarlatine, etc...), sont représentées chez la femme par des ovarites de même nature. Pour les ovarites varioleuses il n'y a plus de discussion, car elles ont été décrites par Béraud, en 1859, en même temps que l'orchite varioleuse.

L'influence de la scarlatine existe pour le testicule, mais sur les ovaires elle est peu connue; cependant Lawson Tait affirme que en remontant dans le passé de certaines femmes stériles ou ayant des troubles de la menstruation, on trouve très souvent le souvenir d'une scarlatine grave ayant déterminé des désordres sérieux du côté des ovaires, au moment de la puberté.

Enfin, le docteur Lizé rapporte une observation d'ovarite développée chez une femme de 39 ans, à la suite d'une rougeole grave et adynamique.

Je vous signalerai, en terminant, ce qui a trait aux ovarites consécutives aux fièvres graves : le cas du docteur James qui a vu une ovarite se produire en relation avec une angine simple ; les observations de Copland et Gallard relatives à des ovarites rhumatismales.

Mais je vous le répète, si ces lésions sont faciles à étudier chez l'homme, il n'en est pas de même chez la femme, à cause de la situation profonde des ovaires. Nos connaissances, sur ce sujet, sont donc encore bien incomplètes et doivent, pour être plus importantes, attendre de nouveaux travaux.

L'analogie des affections des organes génitaux internes de l'homme et de la femme se trouve encore nettement établie par l'étude des lésions tuberculeuses de ces organes. Chez l'homme, vous le savez, la prostate, les vésicules séminales et l'épididyme constituent les sièges de prédilection des affections tuberculeuses. Or, il résulte des statistiques de M. Brouardel, dans sa thèse d'agrégation et dernièrement d'un travail de M. Cornil (Leçons sur les métrites in *Journ. des Connaiss. Méd.* 1888) que, chez la femme, ce sont les trompes et l'utérus qui sont le plus souvent atteints. Quant à la nature des lésions elle est la même dans les deux sexes, et l'on constate dans la trompe aussi bien que dans l'épididyme des granulations, des nodules, des masses caséeuses avec leurs bacilles caractéristiques. Plus tard apparaissent des suppurations locales, qui constituent chez l'homme des abcès tuberculeux de l'épididyme et de la prostate, et chez la femme une variété de salpingite, la salpingite tuberculeuse suppurée. Le testicule ainsi que l'ovaire ne sont envahis ordinairement que plus tard.

La syphilis attaque souvent le testicule, mais la question d'analogie est loin d'être nettement établie car, par sa position même, l'ovaire échappe à l'examen direct et que les autopsies ont peu attiré l'attention des médecins sur ce point. Aussi cette localisation de la syphilis demande à être étudiée avec soin, car il est probable qu'on doit trouver du côté de l'ovaire des lésions semblables à celles qu'on a décrites dans le testicule. D'ailleurs, les documents ne font pas absolument défaut : M. Richet en aurait observé plusieurs cas, et M. Lancereaux, dans son traité de la syphilis, décrit les altérations syphilitiques des ovaires. On a même admis deux formes anatomo-pathologiques de l'ovarite syphilitique ; la forme circonscrite, sorte de cirrhose spécifique, et la forme diffuse, caractérisée par la présence de gommes disséminées.

3° *Tumeurs*. — L'analogie entre les affections des organes génitaux internes se poursuit même dans les productions néoplasiques dont ces organes peuvent devenir le siège. Toutes les variétés de tumeurs peuvent se rencontrer dans le testicule et l'ovaire : *sarcomes, cancers, épithéliomes, kystes*. On trouve même dans ces organes des tumeurs rares, des tératomes et kystes dermoïdes, d'origine congénitale, qui sont cependant plus fréquents dans l'ovaire que dans le testicule.

Parmi ces tumeurs, les plus intéressantes au point de vue du rapprochement que nous cherchons à établir, ce sont les productions kystiques. Ces kystes, qui constituent dans le testicule l'affection désignée sous le nom de *maladie kystique*, présentent les plus grandes analogies avec certains kystes de l'ovaire connus actuellement sous le nom d'*épithéliomas mucoïdes*. D'ailleurs, M. Malassez, se basant sur la structure microscopique et le mode de développement de l'affection kystique du testicule, propose de la désigner aussi sous le nom d'épithélioma mucoïde. De sorte qu'il y aurait dans le testicule et dans l'ovaire une même maladie ayant la même origine et portant la même dénomination.

Non seulement ces organes sont le siège d'une variété spéciale de kystes, mais en outre, on peut dire que leurs tumeurs ont une grande tendance à contenir des kystes, et il n'est pas rare d'y observer le sarcome kystique.

Il existe enfin une variété de tumeurs kystiques qu'on observe dans les deux sexes et qui sont intéressantes à rapprocher à cause de leur origine congénitale identique. Je veux parler de ces kystes formés aux dépens des débris du corps de Wolff et du canal de Müller, qui occupent la région du cordon ou de l'épididyme chez l'homme; ils sont à peu près semblables à ceux développés chez la femme dans l'épaisseur du ligament large, aux dépens de l'organe de Rosenmüller. Ceux-ci constituent les kystes para ovariens.

Je n'ai plus, pour en finir avec ce parallèle pathologique, qu'à vous parler des névralgies et des atrophies de l'ovaire et du testicule.

4° *Névralgies.* — Les auteurs ont toujours été frappés de l'analogie qui existe entre les névralgies de l'ovaire et du testicule. Churchill, rapprochant la névralgie de l'ovaire ou *ovaralgie* de celle que l'on décrit au niveau du testicule sous le nom de *testicule irritable*, la désigne sous le nom d'*irritation ovarienne.* — J'ai lu, l'année dernière, une communication devant la Société de chirurgie, au sujet de jeunes adolescents observés par le Pr Charcot et atteints de névralgie testiculaire, chez lesquels le moindre attouchement déterminait des douleurs atroces. Or, ces malades présentaient, au même titre que les jeunes femmes ayant des névralgies ovariennes, les attributs de l'hystérie. Ceci vous démontre que, même au point de vue de la pathogénie des névralgies des organes génitaux internes, il y a lieu d'établir un rapprochement entre le testicule et l'ovaire.

5° *Atrophies.* — Quant aux atrophies du testicule et de l'ovaire elles sont de deux sortes : elles sont d'ordre physiologique, ou bien elles sont consécutives à une affection de l'organe lui-même ou des parties voisines.

L'atrophie physiologique s'observe aussi bien chez la femme que chez l'homme ; en effet, le testicule et l'ovaire sont des organes à fonctions passagères dont la destinée est de diminuer de volume et de se modifier après la cessation de la période génitale active. Cette atrophie physiologique est plus rapide chez la femme, où elle commence vers la cinquantième année. Nous savons, depuis les recherches de Duplay, qu'on rencontre quelquefois des altérations très notables des spermatozoïdes à un âge avancé chez l'homme. Nous savons aussi que l'histologie révèle des altérations séniles qui conduisent à une atrophie spéciale chez les vieillards. Je vous signale, en passant, un travail très intéressant sur l'atrophie physiologique du testicule, c'est la thèse (1885) du Dr Arthaud. Elle renferme des détails microscopiques très complets sur le testicule sénile et sur sa pathogénie.

Les atrophies secondaires ou symptomatiques, vous ai-je dit, sont produites par des lésions de l'organe lui-même, oreillons, syphilis, etc... Mais nous connaissons aussi des altérations de même nature produites par les lésions de la séreuse qui entourent ces organes. Gosselin insistait beaucoup sur l'atrophie et l'anémie testiculaires consécutives à l'hydrocèle et à l'hématocèle ; depuis que cette notion est bien connue, l'influence de l'altération des séreuses sur les organes sous-jacents a été l'objet de plusieurs travaux.

Chez la femme, l'ovaire est souvent atrophié par le même mécanisme ; la pelvi-péritonite provoque le développement de fausses membranes qui étouffent, pour ainsi dire, la glande sexuelle, gênent le développement des vésicules de Graff et entretiennent un état d'inflammation chronique qui conduit à la sclérose et à l'atrophie.

En résumé, et sans insister davantage sur un sujet aussi complexe et qui demanderait des développements beaucoup plus longs et plus précis, vous voyez qu'il existe entre les organes génitaux internes de l'homme et de la femme, des analogies pathologiques indiscutables.

Aussi le chirurgien ne doit-il pas séparer d'une façon absolue l'étude des maladies du testicule de celles de l'ovaire, car la pathologie de l'un des organes éclaire celle de l'autre à cause de leurs nombreuses ressemblances.

PARIS. — IMP. V. GOUPY ET JOURDAN, RUE DE RENNES, 71.